BEI GRIN MACHT SICH IHR WISSEN BEZAHLT

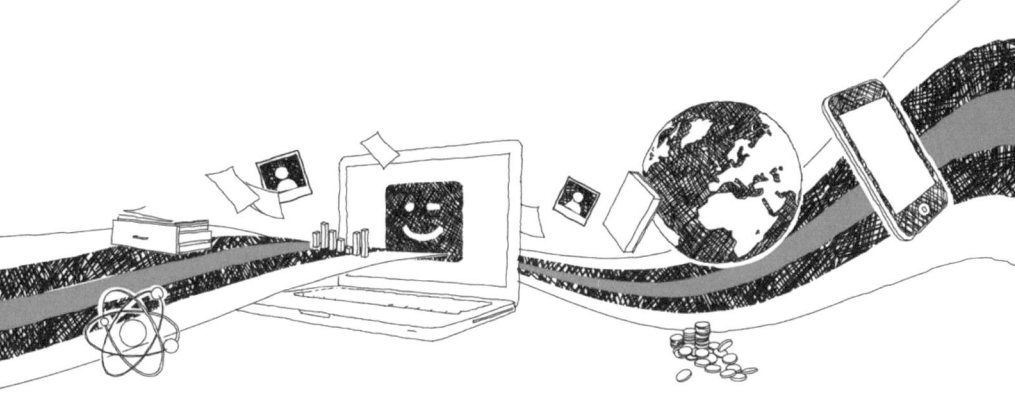

- Wir veröffentlichen Ihre Hausarbeit,
  Bachelor- und Masterarbeit

- Ihr eigenes eBook und Buch -
  weltweit in allen wichtigen Shops

- Verdienen Sie an jedem Verkauf

Jetzt bei www.GRIN.com hochladen
und kostenlos publizieren

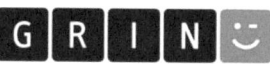

Simulationstraining im Gesundheitsbereich zur Verbesserung der Patientensicherheit

Daniel Bock

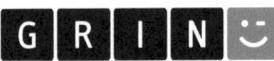

Bibliografische Information der Deutschen Nationalbibliothek:

Die Deutsche Nationalbibliothek verzeichnet diese Publikation in der Deutschen Nationalbibliografie; detaillierte bibliografische Daten sind im Internet über http://dnb.d-nb.de abrufbar.

ISBN: 9783346497536
Dieses Buch ist auch als E-Book erhältlich.

© GRIN Publishing GmbH
Nymphenburger Straße 86
80636 München

Druck und Bindung: Books on Demand GmbH, Norderstedt Germany
Gedruckt auf säurefreiem Papier aus verantwortungsvollen Quellen

Das vorliegende Werk wurde sorgfältig erarbeitet. Dennoch übernehmen Autoren und Verlag für die Richtigkeit von Angaben, Hinweisen, Links und Ratschlägen sowie eventuelle Druckfehler keine Haftung.

Das Buch bei GRIN: https://www.grin.com/document/1129845

Inhalt

1. Einleitung 1

   1.1 Problemstellung 1

   1.2 Methodik und Vorgehen 2

2. Einführung in die Patientensicherheit 3

   2.1 Begriffsklärung 3

   2.2 Notfälle und Notfallmanagement 3

   2.3 Erste-Hilfe-Maßnahmen 4

3. Sinn und Zweck von Simulationstraining 5

   3.1 Sinn von Simulationen 5

   3.2 Lernen am Simulator 6

   3.3 Teamarbeit und Fähigkeiten 9

4. Diskussion zu Patientensicherheit durch Simulationstraining 12

5. Fazit 14

Literaturverzeichnis 14

1. Einleitung

1.1 Problemstellung

Um Patientensicherheit herzustellen, müssen spezielle Kenntnisse und Fertigkeiten seitens des Personals aber auch des Managements vorhanden sein, die Patienten*innen in Praxen, Kliniken, Apotheken sowie anderen Einrichtungen des Gesundheitssystems in unmittelbarer oder mittelbarer Verantwortung versorgen. Sind diese Fertigkeiten nicht vorhanden, kann es in Krisensituationen zu Problemen und schlimmstenfalls zu einer Gefahrensituation für alle kommen. In diesen Fällen, müssen alle Beteiligten wissen, wie sie reagieren können. Sitzen in einer Krisensituation nicht alle Handgriffe, kann das schwerwiegende Folgen haben. Vor allem dann, wenn die Krise überraschend auftritt und alle Beteiligten unter Stress versetzt. Dabei ist es wichtig zu wissen, dass die Krise "die Wahrnehmung eines unvorhersehbaren Ereignisses [...] ist [...], das wichtige Erwartungen von Steakbesitzern erhöht und die Leistung eines Unternehmens ernsthaft beeinträchtigen kann und negative Ergebnisse hervorruft".[1] Solche Krisen sind beispielsweise bei Patient*innen Herzinfarkte, unvorhergesehene komplexe Brüche oder anaphylaktische Schocks. In solchen Fällen muss schnell erste Hilfe geleistet und Patient*innen stabilisiert werden. Erste-Hilfe-Maßnahmen sind: Das Bannen von Gefahren durch das Absichern und Retten, die Überprüfung von Bewusstsein, Atmung und Kreislauf und die daraus entsprechenden Maßnahmen wie stabile Seitenlage, Wiederbelebung und Defibrillation, Blutstillung und das Absetzten eines Notrufes. In weitere Folge kommt es zur Durchführung der Basismaßnahmen, diese beinhalten situationsgerechte Lagerung (nach Wunsch des/der Patienten/in), Schutz vor Kälte und Hitze, Versorgung mit Frischluft und Ruhe sowie guten Zuspruch. Erste Hilfe umfasst die Bandbreite zur Versorgung von leichten bis hin zu schwereren Notfällen, die lebensbedrohliche Folgen haben können.[2] Um diese Maßnahmen richtig leisten zu können, gibt es Möglichkeiten mittels des Simulationstrainings, sich auf solche Situationen einzustellen. In solchen Simulationstrainings werden Skills, Prozesse sowie Team-Kommunikation trainiert.[3] Gerade die Team-Kommunikation ist essenziell, um schwerwiegende Fehler zu vermeiden. Das Simulationstraining hilft mit Hilfe von Fallszenarien die richtigen Schritte einzuleiten und damit Leben zu retten. Mit diesem Simulationstraining können Notfälle besser eingeordnet und behandelt werden. Um in

---

[1] Coombs et al. (2012), S.2
[2] Vgl. Hansak et al. (2016), S. 1146
[3] Vgl. Flentje (2017)

1

Notfallsituationen keine lebenswichtige Vitalstörung zu übersehen, wurde weltweit das ABCDE- Schema eingeführt:

A-   Airway (Atemwege frei oder verlegt)

B-   Breathing (Beurteilung der Atmung)

C-   Circulation (Kreislauffunktion)

D-   Disability (Neurologische Defizite)

E-   Exposure (Gründliche Untersuchung, die sich wiederum in SAMPLE aufgliedert:

S – Symptome, A – Allergien, M – Medikamenteneinnahme, P – Patientengeschichte, L – Letzte Nahrungsaufnahme, E – Ereignis, wie es zu dem Notfall gekommen ist.[4]

In dieser Arbeit soll daher die Implementierung von Simulationstrainings zur Gewinnung von Patientensicherheit überprüft und umgesetzt werden.

1.2 Methodik und Vorgehen

Die Arbeit basiert auf einer Literaturanalyse. Um die gefundene Fachliteratur zu filtern, wurden Suchhilfen verwendet. Diese gehören zu den Instrumenten, die helfen, passende Literatur zu finden und einzugrenzen. Zu den Suchhilfen dieser Arbeit gehörten Datenbanken, das Internet, aber auch Fachzeitschriften sowie Fachbücher. Bei der Auswahl der Suchbegriffe wurden Synonyme und Übersetzungen in die Recherche miteinbezogen. Für eine weitere Suche werden Boolesche Operatoren, Wildcards sowie Trunkierungen, d. h. Abkürzungen der Suchbegriffe auf einen Wortstamm, verwendet. Wildcards sind Symbole ($/?), die als Platzhalter verwendet wurden, wenn es im Wort einen weiteren oder etwa überhaupt keinen Buchstaben gibt. Zu den Booleschen Operatoren gehören: OR, AND und NOT.[5] Zusätzlich zu den Suchhilfen wurden die Suchbegriffe in einzelne Komponenten zerlegt und das Informationsproblem analysiert. Danach wurden auch Synonyme in die Suche miteinbezogen, sodass die Suche in etwa wie folgt aussah:

---

[4] vgl. Ziegenfuß (2016), S. 236
[5] vgl. Kleibel/Mayer (2011), S. 40ff

Patientensicherheit	Krise	Erste Hilfe Maßnahmen	Simulationstraining

Tabelle 1: Komponenten der Suchbegriffe nach Kleibel, 2011, S. 34

Damit die gefundene Literatur gehaltvoll und qualitativ hochwertig ist, muss sie einer strengen Prüfung unterzogen werden. Dazu sei angemerkt, dass die Kriterien sich je nach Sorte der Literatur unterscheiden. So unterliegt eine Rezension anderen Kriterien als ein Lehrbuch oder ein wissenschaftlicher Fachartikel.

Einen ersten Überblick über die gefundene Literatur ist im Kapitel Literaturverzeichnis (vorläufig) zu sehen.

2. Einführung in die Patientensicherheit

2.1 Begriffsklärung

Patientensicherheit wird definiert als Abwesenheit eines unerwünschten Ereignisses. Ein unerwünschtes Ereignis ist ein "schädliches Vorkommnis, das eher auf der Behandlung denn auf der Erkrankung beruht. Es kann vermeidbar oder unvermeidbar sein".[6] Die Patientensicherheit wird heute in vielen Ländern anerkannt, wobei das globale Bewusstsein durch die World Alliance for Patient Safety der Weltgesundheitsorganisation gefördert wird. Dennoch gibt es weiterhin erhebliche Herausforderungen bei der Umsetzung von Richtlinien und Praktiken zur Patientensicherheit. Eine grundlegende Voraussetzung für jeden neuen Ansatz ist eine klare Artikulation seiner Prämissen und Erscheinungsformen. Komponenten der Patientensicherheit wurden von Vordenkern formuliert und Modelle vorgestellt. Eine einzige Version, die zu einer gründlichen Einführung der Patientensicherheit im gesamten Gesundheitswesen beitragen kann, war jedoch nicht verfügbar.[7]

2.2 Notfälle und Notfallmanagement

Um Notfälle gut zu bewältigen, ist es die Hauptaufgabe von Pflegekräften, Patienten/innen zu beobachten und zu überwachen, damit sie Veränderungen des Zustandes rechtzeitig bemerken können. Sollte sich die Situation der Patienten/innen akut bedrohlich verändern, müssen alle Pflegekräfte wissen, wie sie mit dieser Akutsituation umgehen sollen. Damit solche Situationen gut und kompetent bewältigt werden, ist es notwendig, dass beispielsweise Pflegekräfte für

---

[6] ÄZQ (2021)
[7] Vgl. Cooper et al. (2000), S.E38.

Notfallsituationen sowie für den Umgang mit der vorhandenen Notfallausrüstung in ihrem Bereich bestmöglich geschult werden. Zu diesen Schulungen gehören nicht nur der Umgang mit der Notfallausrüstung, sondern auch die richtige Alarmierung mittels Telefon oder Notfalltaste (je nach Anlage). Das Notfallmanagement beinhaltet einen konkreten Ablauf, der einfach und logisch umsetzbar ist. Zunächst gilt es, die Notfallsituation richtig zu erkennen und einzuschätzen. Es muss geklärt werden, wo sich der/die Notfallpatient/in befindet (Bett, Gang, WC, Stiegenhaus). In nächsten Schritt erfolgt die Alarmierung von Kollegen/innen durch die Betätigung der Notfalltaste, wählen der Notfallrufnummer oder die Verständigung entsprechender Ärztinnen bzw. Ärzte oder Notfallmediziner/ innen.[8]

Auftretenden Notfällen können folgende Ursachen zu Grunde liegen: akutauftretende Notfälle, wie beispielsweise Brustschmerzen, Embolien oder Schlaganfall-; krankheitsbedingte Notfälle, z.b. Diabetes Mellitus, Asthma Bronchiale oder COPD-; behandlungsbedingte Notfälle, wie Operationen, Nachblutungen, allergische Reaktionen.[9]

Für das Fachpersonal stellt sich die Frage nach der Ursache der Notfallsituation: Ist der resultierende Notfall durch einen Sturz (etwa durch Rutschgefahr, z. B. nasse Böden), medikamentös oder kreislaufbedingt verursacht worden? Befindet sich der/die Patient/in noch in der Gefahrenzone, sollte dieser/diese so schnell wie möglich aus dem Gefahrenbereich gebracht werden. Bei allen Handlungen des Fachpersonals stellt der Selbstschutz das oberste Gebot dar. Dazu zählen unter anderem das Tragen von Einweghandschuhen zum Schutz vor Infektionen (HIV, Hepatitis).[10]

In erster Linie sollte, wenn vorhanden, der Notfallknopf betätigt werden.

2.3 Erste-Hilfe-Maßnahmen

Zur Versorgung eines/einer Notfallpatienten/in werden Erste-Hilfe-Maßnahmen eingeleitet, darunter werden alle Vorkehrungen verstanden: das Bannen von Gefahren durch das Absichern und Retten, die Überprüfung von Bewusstsein, Atmung und Kreislauf und die daraus entsprechenden Maßnahmen wie stabile Seitenlage, Wiederbelebung und Defibrillation, Blutstillung und das Absetzen eines Notrufes. In weitere Folge kommt es zur Durchführung der Basismaßnahmen, diese beinhalten situationsgerechte Lagerung (nach Wunsch des/der

---

[8] Vgl. Eugen / Preuß / Wegscheider (1998), S. 6
[9] Vgl. Eugen / Preuß / Wegscheider (1998), S. 6
[10] Vgl. Eugen / Preuß / Wegscheider (1998), S. 6

Patienten/in), Schutz vor Kälte und Hitze, Versorgung mit Frischluft und Ruhe sowie guten Zuspruch. Erste Hilfe umfasst die Bandbreite zur Versorgung von leichten bis hin zu schwereren Notfällen, die lebensbedrohliche Folgen haben können. Dem Gesetz nach sind in Deutschland alle Bürger/innen dazu verpflichtet, Erste Hilfe zu leisten. Bei Unterlassung der Hilfeleistung kommt der § § 323c StGB zum Tragen.

3. Sinn und Zweck von Simulationstraining
3.1 Sinn von Simulationen

Die Simulation ist eine Technik zum Üben und Lernen, die auf viele verschiedene Disziplinen und Auszubildende angewendet werden kann. Es ist eine Technik (keine Technologie), um reale Erfahrungen zu ersetzen und zu verstärken, die oft in die Natur eintauchen und wesentliche Aspekte der realen Welt auf vollständig interaktive Weise evozieren oder replizieren. Simulationsbasiertes Lernen kann der Weg sein, das Wissen, die Fähigkeiten und die Einstellungen von Angehörigen der Gesundheitsberufe zu entwickeln und gleichzeitig Patienten vor unnötigen Risiken zu schützen. Eine simulationsbasierte medizinische Ausbildung kann ein wertvolles Instrument beim Lernen darstellen, um ethische Spannungen zu mildern und praktische Dilemmata zu lösen. Simulationsbasierte Trainingtechniken, Werkzeuge und Strategien können bei der Gestaltung strukturierter Lernerfahrungen angewendet sowie als Messinstrument in Verbindung mit gezielten Teamfähigkeiten und Lernzielen verwendet werden.[11]

In der Medizin bietet die Simulation gute Möglichkeiten zur Ausbildung interdisziplinärer Ärzteteams. Die realistischen Szenarien und die Ausrüstung ermöglichen ein Schulen und Üben, bis das Verfahren oder die Fertigkeit beherrscht werden. Immer mehr Gesundheitseinrichtungen und medizinische Fakultäten wenden sich dem simulationsbasierten Lernen zu. Teamwork-Training in der simulierten Umgebung kann einen zusätzlichen Nutzen zum traditionellen didaktischen Unterricht bieten, die Leistung steigern und möglicherweise auch zur Fehlerreduzierung beitragen.[12]

---

[11] Vgl. Jha (2001), S.511 - 518
[12] Vgl. Jha (2001), S.511 - 518

3.2 Lernen am Simulator

Das Lernen am Simulator wird immer öfter eingesetzt. Die TeilnehmerInnen können in reale Situation eintauchen, ohne sich einer echten Gefahr auszusetzen. Aufkommende Panik kann dann beispielsweise bereits im Vorfeld abgelegt werden, um im Notfall richtig agieren zu können. Als Trainingspartner agieren oft Schaufenster-Puppen oder aber computergesteuerte Simulatoren. Ganzkörper-Schaufensterpuppen-Simulatoren entstanden Ende der 1960er Jahre auf dem Gebiet der Anästhesie, basierend auf Arbeiten von Denson und Abrahamson von der University of Southern California. Das erste Modell war als „Sim One" bekannt und wurde für das Training der endotrachealen Intubation und der Narkoseeinleitung verwendet. In den 1980er Jahren, als PCs billiger wurden und mehr Simulationssoftware verfügbar wurde, begannen unabhängige Gruppen mit der Entwicklung von Simulatorsystemen. Ein Großteil davon wurde in den Bereichen Luftfahrt, militärische Ausbildung, Kernenergieerzeugung und Raumfahrt genutzt. In den frühen 1990er Jahren wurden umfassendere Anästhesie-Simulationsumgebungen entwickelt, zu denen der MedSim und später der Advanced Human Patient Simulator von Medical Education Technologies Inc. (METI) gehörten. Nach und nach wurden Flugsimulationstrainingskonzepte in die Anästhesie und andere Bereiche der Medizin wie Intensivmedizin, Geburtshilfe, Notfallmedizin und Innere Medizin eingeführt. Aktuelle Ganzkörpersimulatormodelle beinhalten computergestützte Modelle, die der Physiologie des menschlichen Körpers sehr nahekommen.[13]

Simulationsbasiertes Lernen kann die Antwort auf die Entwicklung von Wissen, Fähigkeiten und Einstellungen von Angehörigen der Gesundheitsberufe sein und gleichzeitig PatientInnen vor unnötigen Risiken schützen. Simulationsbasierte medizinische Ausbildung kann eine Lernplattform sein, um ethische Spannungen zu mildern und praktische Dilemmata zu lösen. Simulationsbasierte Trainingstechniken, Werkzeuge und Strategien können bei der Gestaltung strukturierter Lernerfahrungen sowie als Messinstrument für gezielte Teamarbeitskompetenzen und Lernziele verwendet werden. Simulationsbasiertes Lernen an sich ist nicht neu. Es findet breite Anwendung in der Luftfahrtindustrie (auch bekannt als CRM oder Crew Resource Management), in der Anästhesiologie sowie im Militär. Es hilft, Fehler zu mindern und eine Sicherheitskultur aufrechtzuerhalten, insbesondere in diesen Branchen, in denen es keine Toleranz für jede Abweichung von festgelegten Standards gibt.[14]

---

[13] Vgl. Gaba (1999), S. 18–26.
[14] Vgl. Gaba (2004), S.2-10

Die Kosten für das Simulationstraining waren bei der Einführung hoch und nur wenige Institutionen hatten die Vision, dass es sich auf lange Sicht lohnen würde. Es hat sich in der Tat als sehr flexible und dauerhafte Form der medizinischen Aus- und Weiterbildung erwiesen. Ein Großteil der Kosten wird durch die Personal- oder Technikerkosten sowie die Kosten für die Laboreinrichtung und -wartung beigesteuert. Die computer- und informationstechnologiegesteuerte Ausrüstung fördert das medizinische Lernen und stellt sicher, dass Studenten und Ärzte Verfahren und Behandlungsprotokolle erlernen, bevor sie diese am tatsächlichen Patienten durchführen. Die simulierte Umgebung ermöglicht das Lernen und Wiederlernen so oft wie erforderlich, um Fehler zu korrigieren, sodass der Auszubildende seine Schritte perfektionieren und seine Fähigkeiten verfeinern kann, um die klinischen Ergebnisse zu optimieren.[15] Es kann auch simulierte Beispiele oder Szenarien für seltene oder ungewöhnliche Fälle geben, die im klinischen Umfeld oft schwer zu finden sind. Die simulierten Situationen und Szenarien können Studenten und unerfahrenen Assistenzärzten solche Fälle realistisch vor Augen führen. Es kann sicherlich helfen, Bücher und Vorlesungsmaterialien zum Leben zu erwecken. Es trägt dazu bei, dass Studierende und Auszubildende klinische Erfahrungen sammeln, ohne auf zufällige Begegnungen bestimmter Fälle angewiesen zu sein. Viele glauben auch, dass da simulationsbasierte Lernen die Effizienz des Lernprozesses in einer kontrollierten und sicheren Umgebung steigern kann.[16]

Schon in den Anfängen der Medizin wurde die „Simulation" in Form von Fallszenarien und Fallpräsentationen angewandt. Diese werden auch genutzt, um KandidatInnen in der Objektiven Strukturierten Klinischen Prüfung (OSCE) zu beurteilen. Lebenserhaltungskurse wie grundlegende und fortgeschrittene kardiale Lebenserhaltung (BCLS bzw. ACLS) sowie grundlegende und fortgeschrittene Traumalebenserhaltung (BTLS bzw. ATLS) verwenden ebenfalls Simulationstechniken und -prinzipien zum Lernen und Testen. Die Simulation ist ein Werkzeug zum Lernen und Trainieren sowie zur Leistungsbeurteilung.[17]

Zu den Fähigkeiten, die durch den Einsatz von Simulationen verbessert werden können, gehören:

a. Technische und funktionale Kompetenzschulung

b. Problemlösungs- und Entscheidungskompetenz

---

[15] Vgl. Shapiro et al. (2004), S.417–21
[16] Vgl. Grantcharov et al. (2004), S.146–50
[17] Vgl. Shapiro et al. (2004), S.417–21

c. zwischenmenschliche und kommunikative Fähigkeiten oder teambasierte Kompetenzen

Allen gemeinsam ist, dass sie neben den grundlegenden Kenntnissen und Fähigkeiten aktives Zuhören und Zusammenarbeit erfordern. Bei jedem Trainingsprogramm ist es am besten, Feedback- und Debriefing-Sitzungen im Anschluss zu haben. Feedback muss mit Lernergebnissen verknüpft sein und nach allen Simulationsübungen müssen wirksame Nachbesprechungsprotokolle vorhanden sein. Studien haben gezeigt, dass Simulation das Lernen verbessert.[18] Die Simulation ist effektiv bei der Entwicklung von Fähigkeiten bei Verfahren, die eine Auge-Hand-Koordination erfordern und bei solchen, die beidhändige Manöver erfordern, wie Bronchoskopie und andere endoskopische Verfahren Simulationstraining hilft den Lernenden, sich auf unvorhergesehene medizinische Ereignisse vorzubereiten und stärkt so ihr Selbstvertrauen.[19]

Zu den verschiedenen Ausbildungsformen der medizinischen Simulationstechnik gehören:

1. *Menschliche Patientensimulatoren*: Das Herzstück ist normalerweise ein Patientensimulator in Originalgröße, der blinkt, atmet und Herzschlag, Puls und Atemgeräusche hat. Diese Schaufensterpuppe kann technologisch sehr fortschrittlich sein. So kann es zum Beispiel durch computergesteuerte Lehrprogramme mit Lernenden „interagieren". Angeschlossene Monitore können Vitalparameter anzeigen und dies ermöglicht eine virtuelle Simulation fast jeder wichtigen Körperfunktion. Dieser Simulator kann für Szenarien von der einfachen körperlichen Untersuchung bis zum interdisziplinären Traumamanagement verwendet werden. Einige Simulatoren können sogar injizierte Medikamente über einen Laser-Barcode-Leser erkennen und dann mit entsprechenden Veränderungen der Vitalparameter reagieren

2. *Simulierte klinische Umgebung*: Eine Intensivstation, eine Notaufnahme oder ein Operationssaal wird mit der gesamten Ausrüstung und dem Crash-Wagen vorbereitet. Der Aufbau ist so realistisch wie die tatsächliche Anlage. Die Auszubildenden können sich mit dem Aufbau und den Arrangements vertraut machen.

3. *Virtuelle Behandlungsstationen*: Je nach Schwerpunkt können verschiedene Stationen eingerichtet werden. Diese Stationen verfügen über alle relevanten Geräte und Einrichtungen für den durchzuführenden Eingriff, z.B. Bronchoskopie, Koloskopie, Intubation. Die Simulatoren können eine Vielzahl unterschiedlicher Szenarien und

---

[18] Vgl. Shapiro et al. (2004), S.417–21
[19] Vgl. Grantcharov et al. (2004), S.146–50

Pathologien darstellen und der Auszubildende kann üben, bis er die Technik(en) beherrscht.

4. *Elektronische Krankenakten*: Da immer mehr Gesundheitseinrichtungen elektronische Krankenakten zur Verfolgung und Verwaltung von Patienten einsetzen, kann dies auch eine Stationsanordnung im Zentrum sein. Das verwendete System enthält fiktive Patienten mit ihren Anamnesen, Notizen und Laborergebnissen. Auch eine Systemintegration, wie die Verknüpfung von Akten und Labor sowie der radiologischen Befunde (digitalisierte Röntgenbilder), kann erfolgen.

Derzeit sind Simulationsgeräte für Erwachsene und Schaufensterpuppen bereits gut etabliert. Pädiatrische sind noch im experimentellen Stadium, aber es wird zukünftige Entwicklungen geben. Es gibt Kinderkrankenhäuser, die bereits simulationsbasiertes Training für ihr Personal einsetzen.

3.3 Teamarbeit und Fähigkeiten

Multidisziplinäre Teams erbringen heute eine Vielzahl von Gesundheitsdiensten, aber viele Organisationen konzentrieren sich immer noch auf individuelle technische Verantwortlichkeiten, sodass die Ärzte nicht ausreichend auf komplexe teambasierte Umgebungen vorbereitet sind. Wenn Gesundheitsdienstleister verschiedener Disziplinen getrennt trainieren, kann es schwierig sein, ihre Fähigkeiten zu integrieren. Effektive multidisziplinäre Teams müssen immer über ein gutes Kommunikations- und Führungsverhalten verfügen, um die Patientensicherheit zu gewährleisten.[20]

Die Vermittlung von Werten für die Teamarbeit ist ein Beispiel für den nichttechnischen, aber wesentlichen Teil der Ausbildung von MedizinerInnen. Eine Simulation hat das Potenzial, dauerhafte und nachhaltige Verhaltens- und Kulturveränderungen herbeizuführen, die die Gesundheitsversorgung effektiver und sicherer machen. Sie hat auch die Fähigkeit, die Art und Weise der Lernenden, Dinge zu tun und mit anderen zu arbeiten, grundlegend zu verändern. Eine transformative Veränderung kann nur zustande kommen, wenn der Lernende die Probleme erkennt und dann proaktiv daran arbeitet und sie korrigiert.[21]

Die Essenz eines Teams ist das gemeinsame Ziel und Engagement. Es stellt eine leistungsstarke Einheit kollektiver Leistung dar, die einzeln oder gemeinsam durchgeführt werden kann. Diese

---

[20] Vgl. Risser et al., (1999), S.373–383
[21] Vgl. Beaubien, Baker (2004), S.151–156

müssen schließlich den gemeinsamen Zweck in spezifische Leistungsziele übersetzen. Eine der wichtigsten Zutaten für Teams mit guten Ergebnissen ist die grundlegende Disziplin des Teams. Simulationstraining und -praxis bieten die Grundlagen für die Bildung eines effektiven medizinischen Teams mit einem Gefühl von Gruppenidentität, Gruppeneffizienz und Vertrauen unter den Mitgliedern. Es braucht echtes Engagement und Verständnis für die Teammitglieder, um gut zusammenzuarbeiten. Beispiele dafür sind eine gute Teamarbeit und eine hervorragende Teamdynamik, die bei einer guten Reanimation, bestimmten Operationen und den komplexeren Intensivfällen bestehen können. Mitglieder, die über ausreichende Schulungen und Kenntnisse verfügen, können flexibel genug sein, um sich an jede neue Situation anzupassen und aus ihren eingefahrenen Routinen auszubrechen, und sie werden mit der Zeit kompetenter. Jedes Mitglied eines solchen Gesundheitsteams kann die Arbeit eines anderen Teammitglieds ausführen, was deren Interdependenz widerspiegelt. Ein lernendes Team verfügt über ein gewisses Maß an Vertretung, definierte Rollen und Verantwortlichkeiten, Flexibilität, einen guten Prozessablauf und ein Bewusstsein für gemeinsame Ziele. Die Konfliktlösung ist ein weiterer Aspekt der Teamarbeit, der in Simulationen geübt werden kann. Zudem werden Rollen definiert und Verantwortlichkeiten, Flexibilität, gute Prozessabläufe und das Bewusstsein für gemeinsame Ziele geübt.[22]

Ein Pflegeteam beispielsweise besteht aus Ärzten verschiedener Fachrichtungen, Pflegepersonal, Physiotherapeuten, Radiologen und Röntgentechnikern, Apothekern, Medizinstudenten und anderem Personal. Die Zusammensetzung variiert je nach Zielsetzung der Teams; Beispiele hierfür sind Schlaganfallmanagementteams, Traumateams, Interventionsteams für das akute Koronarsyndrom usw. Die Ausbildung jedes Teammitglieds wird von seiner eigenen Disziplin bestimmt. Daher besteht die Notwendigkeit, sie auf integrierte Weise zusammenzubringen, um zu lernen, wie man einen Patienten mit komplexen medizinischen Problemen behandelt. Keine Disziplin ist wichtiger als die andere. Jeder hat eine Rolle zu spielen. In simulierten Übungen mit Teams lernen die Mitglieder, sich nicht „auf die Zehen zu treten". Sie werden auf ihre synergetischen Rollen aufmerksam gemacht. Es muss auch eine gewisse Flexibilität zu verschiedenen Zeitpunkten der Entscheidungsfindung und des Eingreifens gegeben sein. Teamfähigkeit und zwischenmenschliche Kommunikationstechniken sind wesentliche Bestandteile eines solchen Trainings.[23]

---

[22] Vgl. Rosen et al. (2008), S.1190–1198
[23] Vgl. Hammick et al. (2007), S.735–751

Die SimulationstrainerInnen sind oft leitende Angestellte, die einen guten Überblick über den gesamten teambasierten Ansatz haben. Sie müssen in der Lage sein, die Gruppendynamik und Interaktion innerhalb der von ihnen trainierten Teams objektiv zu betrachten und wertvolles Feedback zu geben. Sie bewerten die Leistung des Teams in Echtzeit und können Checklisten mit Aktivitäten, Aktionen und relevanten menschlichen Faktoren führen. Das Rollenspiel auf Video aufzunehmen ist nützlich, da es abgespielt und die Highlights im Rahmen des Lernprozesses mit dem Team geteilt werden können. Trainer können die Teilnehmer sowohl auf die negativen als auch auf die positiven Praktiken und Verhaltensweisen hinweisen.[24]

Es gibt auch SzenarioschreiberInnen für diese Simulationsfälle. Diese Autoren können die Szenarien für interdisziplinäres Teamtraining und Rollenspiele anpassen, um bestimmte Rollen oder Teaminteraktionen hervorzuheben oder zu erleichtern. Diese Szenarien sollten realistisch, praktisch und umfassend sein. Szenarien haben normalerweise auch Ereignisauslöser, Umgebungsablenker und unterstützende Ereignisse. Sie sollten systematisch mit kompetenzbasierter Bewertung entwickelt werden, die sowohl die integrative Teamleistung als auch die technische Leistung hervorheben kann. Alle Praktiken und Maßnahmen sollten auch durch Daten und Beweise validiert werden.[25]

Einige häufige Fallstricke, die während der Teamleistung beobachtet wurden, sind:[26]

a. Das mangelnde Verständnis der Rollen und Verantwortlichkeiten anderer Teammitglieder, insbesondere über die Disziplinen hinweg.

b. Das Fehlen klar definierter Rollen kann trotz allgemein akzeptabler Teamleistung bestehen bleiben; Dies wird möglicherweise erst bei einem Wechsel der Teammitglieder offensichtlich, was dann die Rollenverwirrung aufdeckt.

c. Die meisten Gesundheitssysteme haben keine oder nur wenige Prozesse oder Backup-Pläne, wenn Fehler auftreten.

d. Es gibt die unausgesprochene Annahme von Mitgliedern, dass jeder mit 100% Effizienz und Effektivität arbeiten wird. Es gibt jedoch keine Methode, dies zu messen.

---

[24] Vgl. Oandasan, Reeves (2005), S.39–48
[25] Vgl. McPherson et al. (2001), S.46
[26] Vgl. McPherson et al. (2001), S.46

4. Diskussion zu Patientensicherheit durch Simulationstraining

Die Sicherheit im Gesundheitswesen kann mit anderen hochkarätigen Branchen wie der Luftfahrt, dem Militär und der Kernenergieerzeugung verglichen werden. In diesen Branchen hängt die Sicherheit von der Vermeidung menschlicher Fehler und von technisch ausgereifter Redundanz ab, damit die Systeme fehlerfrei funktionieren. Morbidität und Mortalität können die Folgen von Fehlern in diesen Umgebungen sein. Krankenhäuser zählen die Anzahl medizinischer Fehler zu ihren wichtigsten Leistungsindikatoren. Der Nutzen der Simulation im Gesundheitswesen ist sicherlich im Zusammenhang mit der Patientensicherheit am interessantesten.[27]

Ein wichtiges Konzept der medizinischen Sicherheit ist das Paradigma des Lernens. Traditionell arbeitet die Medizin nach dem Lehrlingsmodell. Auszubildende und Assistenzärzte beginnen am ersten Praktikumstag mit der Betreuung der Patienten unter der Anleitung erfahrenerer Mitarbeiter, die ein Sicherheitsnetz für Fehler bieten. Trotz des Erlernens der medizinischen Versorgung vor der Übernahme der Verantwortung für den ersten Patienten muss es tatsächlich ein erstes Mal für die Durchführung von Hochrisikoverfahren, die Reanimation und die Umsetzung kritischer Entscheidungskompetenzen in Echtzeit am realen Patienten geben. Die Simulation bietet ein Lernmodell, das das traditionelle Lernen in der Medizin ergänzt. Diese geplanten Simulationsexpositionen können sicherstellen, dass die Bewohner diesen Notfällen ausgesetzt sind, auch wenn es sich nur um simulierte Szenarien handelt. Für die Durchführung von Verfahren, Es hat sich gezeigt, dass der Umfang der Erfahrung die Komplikationsraten der Patienten verringert. Simulatoren ermöglichen die Entwicklung von Erfahrungen vor der Durchführung dieser Verfahren an Patienten.[28]

Das Ausbildungsmodell der medizinischen Lehre wurde noch nicht umfassend untersucht, aber neuere Methoden, die einfallsreich und intensiv sind, wurden genauer untersucht. Nach und nach entsteht die Literatur. Eine allgemeine Durchsicht der Literatur von 1969 bis 2003 ergab, dass die Genauigkeit und Qualität der Simulationsforschung verbessert werden muss, obwohl High-Fidelity-Simulationen pädagogisch wirksam sind und den traditionellen Unterricht in der Patientenversorgung ergänzen. Zu den Merkmalen der Simulation, die das Lernen am besten erleichtern, gehören:[29]

---

[27] Vgl. Morey et al. (2003), S.1553–1581
[28] Vgl. Bradley (2006), S.254–262
[29] Vgl. DeVita et al. (2005), S.326–331.

- Die Fähigkeit, Feedback zu geben

- Wiederholte Praxis

- Lehrplanintegration

- Die Fähigkeit, die Schwierigkeitsgrade zu variieren

Die pädagogischen Vorteile der Simulation in der medizinischen Ausbildung umfassen Folgendes:

- Bewusstes Üben mit Feedback

- Exposition gegenüber ungewöhnlichen Ereignissen

- Reproduzierbarkeit

- Möglichkeit zur Beurteilung der Lernenden

- Keine Risiken für Patienten

Bisher gibt es jedoch keine Studien, die zeigen, dass Simulationstraining die Behandlungsergebnisse direkt verbessert. Dies kann einige Gründe haben. Lebensbedrohliche Komplikationen sind selten. Die meisten Einrichtungen verfügen über Maßnahmen zur Qualitätsverbesserung, und die Auswahl der Auswirkungen der Simulation auf die Patientenergebnisse kann schwierig sein. Es gibt jedoch eine beträchtliche Menge an Daten und Evidenz für den Nutzen von Simulationstrainings in Bezug auf Bildungsergebnisse. Lernende, die eine Simulation durchlaufen, schneiden bei nachfolgenden simulierten Tests und Aufgaben besser ab. In einer Kohortenstudie mit Medizinstudenten aus fünf Institutionen wurde eine Gruppe 2 Wochen lang bewusst kardiologische Fähigkeiten am Krankenbett mit dem Harvey Cardiology Patientensimulator geübt, gefolgt von 2 Wochen traditioneller Stationsarbeit, während die andere Gruppe 4 Wochen traditionelles Stationstraining durchlief. Die Simulationsgruppe schnitt doppelt so gut ab wie die Stationsgruppe, mit nur der Hälfte der Trainingszeit.[30]

Devitaet al. zeigten, dass simulierte Patienten bessere Ergebnisse erzielten, wenn Ärzte für die Zusammenarbeit trainiert wurden, indem sie während einer Simulatorübung zuverlässig vorab zugewiesene Rollen ausführten.[31]

---

[30] Vgl. Woolliscroft et al. (1987), S.53–57
[31] Vgl. Woolliscroft et al. (1987), S.53–57

5. Fazit

Simulationsbasiertes Training hat eine neue pädagogische Anwendung in der Medizin eröffnet. Anhand von Protokollen und Algorithmen können evidenzbasierte Praktiken in die Tat umgesetzt und über Simulationsszenarien geübt werden. Der Schlüssel zum Erfolg im Simulationstraining liegt in der Integration in traditionelle Bildungsprogramme. Die klinische Fakultät muss frühzeitig in den Entwicklungsprozess eines solchen Programms eingebunden werden. Champions und Early Adopters werden das Potenzial des Virtual-Reality-Lernens erkennen und Zeit und Energie investieren, um einen Lehrplan zu erstellen. Sie können dann helfen, die breitere medizinische Gemeinschaft einzubinden. Teamwork-Training in der simulierten Umgebung kann auch einen zusätzlichen Nutzen zum traditionellen didaktischen Unterricht bieten, die Leistung steigern und möglicherweise auch Fehler reduzieren. Die Kosteneffektivität einer potenziell teuren simulationsbasierten medizinischen Aus- und Weiterbildung sollte im Hinblick auf die Verbesserung der klinischen Kompetenz und deren Auswirkungen auf die Patientensicherheit untersucht werden. Vielleicht werden die Gesundheitssysteme mit der Einführung der Simulation als Ausbildungs- und Zertifizierungsstandard von der Bevölkerung, der sie dienen, als verantwortungsbewusster und ethischer angesehen.

Literaturverzeichnis

Aktionsbündnis Patientensicherheit e. V. (2007): Empfehlungen zur Einführung von Critical Incident Reporting Systemen (CIRS). Praxistipps für Krankenhäuser, [online] https://www.aps-ev.de/wp-content/uploads/2016/08/07-12-10_CIRS_Brosch__ re_mit_Umschlag.pdf

ÄQZ (2021): Patientensicherheit, [online] https://www.aezq.de/patientensicherheit/definition-ps/#.

Beaubien JM, Baker DP. (2004). The use of simulation for training teamwork skills in health care: how low can you go? Qual Saf Health Care. 2004; 13:151–156.

Bradley P. (2006). The history of simulation in medical education and possible future directions. Med Educ. 2006; 40:254–262.

Coombs, Timothy W., Holladay, Sherry J., Wiley, John & Sons (2012): The Handbook of Crisis Communication. John Wiley & Sons, Hoboken, New Jersey, Vereinigte Staaten.

Cooper JB, Gaba DM, Liang B, et al. (2000): The National Patient Safety Foundation agenda for research and development in patient safety. Med Gen Med. 2000; 2: E38.

DeVita MA, Schaefer J, Lutz J, Wang H, Dongilli T. (2005). Improving medical emergency team (MET) performance using a novel curriculum and a computerized human patient simulator. Qual Saf Health Care. 2005; 14:326–31.

Dörner, D. (2007): Die Logik des Misslingens. Strategisches Denken in komplexen Situationen. Rowohlt Verlag GmbH, Hamburg.

Flentje, Markus (2017): Über die Sinnhaftigkeit von Teamtrainings [online] https://portal.aekn.de/fileadmin/media/Downloadcenter/ZQ/Veranstaltungsberichte/14-Forum-Patientensicherheit/Flentje_Sinnhaftigkeit_Simulationstraining.pdf.

Gaba D. (1999). Human work environment and simulators. In: Miller RD, editor. In Anaesthesia. 5th Edition. Churchill Livingstone: 1999. pp. 18–26.

Grantcharov TP, Kristiansen VB, Bendix J, Bardram L, Rosenberg J, Funch-Jensen P. (2004). Randomized clinical trial of virtual reality simulation for laparoscopic skills training. Br J Surg. 2004; 91:146–50.

Hammick M, Freeth D, Koppel I, Reeves S, Barr H. (2007). A best evidence systematic review of interprofessional education: BEME Guide no. 9. Med Teach. 2007; 29:735–51.

Hansak, P., Bärnthaler, M., Pessenpacher, K., Petutschnigg, B. (2010). LPN Notfall – San Österreich. Stumpf + Kossendey Verlag, Edewecht.

Jha AK, Duncan BW, Bates DW. (2001). Simulator based training and patient safety in: Making health care safer: a critical analysis of patient safety practices. Agency for Health care, Research and Quality, US dept of Health and Human Services. 2001:511–8.

Kleibel, Veronika/Mayer, Hanna (2011): Literaturrecherche für Gesundheitsberufe., Facultas Universitätsverlag, Wien. 2. überarbeitete Auflage, S.135.

Kleibel, Veronika/Smoliner, Andrea (2012): Vom PIKE-Schema und anderen Herausforderungen im EBN-Prozess. In: Österreichische Pflegezeitschrift, S. 27–30.

Kohn, Le (Hrsg) (2000) To err is human – building a safer health system. National Academy Press, Washington.

McPherson K, Headrick L, Moss F. (2001). Working and learning together: good quality care depends on it, but how can we achieve it? Qual Health Care. 2001;10: 46–5.

Menche, N. (2004); Pflege Heute. Lehrbuch für Pflegeberufe. 3. Auflage. München: Elsevier GmbH, Urban und Fischer Verlag.

Morey JC, Simon R, Jay GD, Wears RL, Salisbury M, Dukes KA, et al.(2003). Error reduction and performance improvement in the emergency department through formal teamwork training: evaluation results of the MedTeams project. Health Serv Res. 2003;37: 1553–1581.

Oandasan I, Reeves S. (2005). Key elements of interprofessional education. Part 2: factors, processes and outcomes. J Interprof Care. 2005; 19:39–48.

Rall, M. (2012) Patientensicherheit: Daten zum Thema und Wege aus der Krise. In: Urologe A 51, S.1523–1532.

Risser DT, Rice MM, Salisbury ML, Simon R, Jay GD, Berns SD. (1999). The potential for improved teamwork to reduce medical errors in the emergency department. The MedTeams Research Consortium. Ann Emerg Med. 1999; 34:373–83.

Rosen MA, Salas E, Wu TS, Silvestri S, Lazzara EH, Lyons R, et al. (2008). Promoting teamwork: an event-based approach to simulation-based teamwork training for emergency medicine residents. Acad Emerg Med. 2008; 15:1190–8.

Shapiro MJ, Morey JC, Small SD, Langford V, Kaylor CJ, Jagminas L, et al. (2004). Simulation based teamwork training for emergency department staff: does it improve clinical team performance when added to an existing didactic teamwork curriculum? Qual Saf Health Care. 2004; 13:417–21.

St Pierre M, Scholler A, Strembski D, Breuer G (2012): Äußern Assistenzärzte und Pflegekrafte sicherheitsrelevante Bedenken?: Simulatorstudie zum Einfluss des „Autoritatsgradienten". In: Anaesthesist 61, S.857–866.

Trentzsch, H., Urban, B., Sandmeyer, B. et al. (2013): Verbessern simulatorbasierte Teamtrainings die Patientensicherheit?. *Unfallchirurg* 116, S. 900–908.

Woolliscroft JO, Calhoun JG, Tenhaken JD, Judge RD. (1987). Harvey: the impact of a cardiovascular teaching simulator on student skill acquisition. Med Teach. 1987; 9:53–7.

Ziegenfuß, T. (2016). Notfallmedizin 7. Auflage. Springer Verlag, Berlin Heidelberg.